AUTOIMMUN-HEPATITIS-DIÄT-KOCHBUCH

Ein umfassender Leitfaden zur Ernährung Ihres Körpers und zur Unterstützung Ihrer Lebergesundheit durch die Kraft köstlicher und nahrhafter Rezepte.

LAUREN WILLS

Autoimmun-Hepatitis-Diät-Kochbuch

EINFÜHRUNG

Willkommen beim Autoimmun-Hepatitis-Diät-Kochbuch! Dieses Kochbuch wurde sorgfältig zusammengestellt, um Ihnen eine Sammlung köstlicher und nahrhafter Rezepte zu bieten, die speziell auf Personen zugeschnitten sind, die an Autoimmunhepatitis leiden. Unabhängig davon, ob bei Ihnen kürzlich die Diagnose gestellt wurde oder Sie schon seit einiger Zeit mit dieser Erkrankung leben, soll dieses Kochbuch Sie bei der Aufrechterhaltung einer gesunden und ausgewogenen Ernährung unterstützen, die sich positiv auf Ihr allgemeines Wohlbefinden auswirken kann.

Es ist von entscheidender Bedeutung, die Bedeutung der Ernährung bei der Behandlung von Autoimmunhepatitis zu verstehen. Die in diesem Kochbuch enthaltenen Rezepte wurden sorgfältig so zusammengestellt, dass sie Zutaten enthalten, von denen bekannt ist, dass sie für Menschen mit dieser Erkrankung von Vorteil sind. Die Rezepte konzentrieren sich auf die Einbeziehung nährstoffreicher Lebensmittel, entzündungshemmender Inhaltsstoffe und unterstützender Nährstoffe, die bei der Linderung von

Symptomen und der Förderung der Lebergesundheit helfen können.

In diesem Kochbuch finden Sie eine große Auswahl an Rezepten aus verschiedenen Essenskategorien, darunter Frühstück, Salate, Hauptgerichte, Suppen und Desserts. Zu jedem Rezept gibt es detaillierte Anweisungen, einschließlich Zubereitungszeit, Zutaten, Schritt-für-Schritt-Anleitungen und Nährwerten, sodass Sie fundierte Entscheidungen über die von Ihnen verzehrten Lebensmittel treffen können.

Obwohl dieses Kochbuch als Leitfaden dient, ist es wichtig, dass Sie Ihren Arzt oder einen registrierten Ernährungsberater konsultieren, um sicherzustellen, dass die Rezepte Ihren spezifischen Ernährungsbedürfnissen und -beschränkungen entsprechen. Sie können eine individuelle Beratung basierend auf Ihrem individuellen Gesundheitsprofil und Ihren Zielen anbieten.

Denken Sie daran, dass die Behandlung einer Autoimmunhepatitis einen ganzheitlichen Ansatz erfordert und die Ernährung eine wichtige Rolle bei der Unterstützung Ihrer Gesundheit spielt. Eine ausgewogene Ernährung kann helfen, Entzündungen zu minimieren, die Leberfunktion zu unterstützen und zu Ihrem allgemeinen Wohlbefinden beizutragen.

Wir hoffen, dass das Autoimmun-Hepatitis-Diät-Kochbuch eine wertvolle Ressource auf Ihrem Weg zu einem gesünderen Lebensstil wird. Mögen diese Rezepte Sie dazu inspirieren, köstliche, nahrhafte Mahlzeiten zu genießen, die Ihr Wohlbefinden unterstützen und Freude auf Ihren Esstisch bringen. Ein Hoch auf Ihre Gesundheit!

KAPITEL 1

Autoimmunhepatitis und Ernährung

A. Autoimmunhepatitis verstehen

Autoimmunhepatitis (AIH) ist eine chronische Lebererkrankung, die durch eine Entzündung und Schädigung der Leber aufgrund einer Autoimmunreaktion gekennzeichnet ist. Bei AIH greift das körpereigene Immunsystem fälschlicherweise die Leberzellen an, was unbehandelt zu anhaltenden Entzündungen und Leberschäden führt. Die genaue Ursache von AIH ist noch unbekannt, es wird jedoch angenommen, dass sie auf eine Kombination genetischer und umweltbedingter Faktoren zurückzuführen ist.

Autoimmunhepatitis kann Menschen jeden Alters betreffen, obwohl sie häufiger bei Frauen im jungen bis mittleren Alter diagnostiziert wird. Es ist wichtig, AIH umgehend zu diagnostizieren und zu behandeln, um weitere Leberschäden und Komplikationen zu verhindern.

B. Bedeutung der Ernährung bei der Behandlung von Autoimmunhepatitis

Zwar gibt es keine spezifische Diät, die Autoimmunhepatitis heilen kann, doch eine ausgewogene und gesunde Ernährung spielt eine entscheidende Rolle bei der Behandlung der Erkrankung und der Unterstützung der Lebergesundheit. Eine nahrhafte Ernährung kann dazu beitragen, Entzündungen zu reduzieren, ein gesundes Gewicht zu halten und das allgemeine Wohlbefinden von Personen mit AIH zu verbessern.

Die richtige Ernährung ist wichtig, um die Leberfunktion zu unterstützen, da die Leber eine wichtige Rolle bei der Verarbeitung von Nährstoffen, der Entgiftung des Körpers und der Regulierung des Stoffwechsels spielt. Eine gesunde Ernährung kann auch bei der Behandlung anderer Erkrankungen helfen, die häufig mit AIH einhergehen, wie Fettleibigkeit, Diabetes und hoher Cholesterinspiegel.

C. Allgemeine Ernährungsrichtlinien für Patienten mit Autoimmunhepatitis

1. Begrenzen Sie den Alkoholkonsum: Alkohol kann bei Personen mit Autoimmunhepatitis Leberentzündungen und -schäden verschlimmern. Um die Leber zu schützen und ihren Heilungsprozess

zu unterstützen, ist es wichtig, den Alkoholkonsum zu vermeiden oder einzuschränken.

2. Reduzieren Sie die Natriumaufnahme: Eine übermäßige Natriumaufnahme kann zu Flüssigkeitsansammlungen und erhöhtem Blutdruck führen. AIH-Patienten sollten versuchen, ihre Natriumaufnahme zu reduzieren, indem sie verarbeitete Lebensmittel, Dosensuppen und salzige Snacks meiden.

3. Halten Sie ein gesundes Gewicht: Fettleibigkeit kann zu Leberentzündungen beitragen und das Fortschreiten von AIH verschlechtern. Für Menschen mit AIH ist es wichtig, durch eine ausgewogene Ernährung und regelmäßige körperliche Aktivität ein gesundes Gewicht zu erreichen und zu halten.

4. Ernähren Sie sich ausgewogen: Eine ausgewogene Ernährung bei Autoimmunhepatitis sollte eine Vielzahl nährstoffreicher Lebensmittel wie Obst, Gemüse, Vollkornprodukte, mageres Eiweiß und gesunde Fette umfassen. Diese Lebensmittel liefern wichtige Vitamine, Mineralien, Antioxidantien und

Ballaststoffe, um die allgemeine Gesundheit und Leberfunktion zu unterstützen.

5. Wählen Sie gesunde Fette: Integrieren Sie gesunde Fette in die Ernährung, wie sie beispielsweise in Avocados, Nüssen, Samen und fettem Fisch wie Lachs enthalten sind. Diese Fette liefern Omega-3-Fettsäuren, die entzündungshemmende Eigenschaften haben und die Herzgesundheit fördern.

6. Begrenzen Sie verarbeitete Lebensmittel: Verarbeitete Lebensmittel enthalten oft einen hohen Anteil an Natrium, ungesunden Fetten und Zusatzstoffen, die zu Entzündungen und Leberschäden beitragen können. Es ist am besten, den Verzehr verarbeiteter Lebensmittel zu minimieren und sich stattdessen auf vollwertige, natürliche Lebensmittel zu konzentrieren.

7. Bleiben Sie hydriert: Eine ausreichende Menge Wasser zu trinken ist wichtig für die Gesundheit der Leber und das allgemeine Wohlbefinden. Wasser hilft, Giftstoffe auszuspülen und unterstützt die ordnungsgemäße Verdauung und den Stoffwechsel.

8. Lassen Sie sich individuell beraten: Obwohl diese allgemeinen Richtlinien hilfreich sein können, ist es für Personen mit Autoimmunhepatitis von entscheidender Bedeutung, mit einem Arzt oder einem registrierten Ernährungsberater zusammenzuarbeiten, der auf Lebergesundheit spezialisiert ist. Sie können personalisierte Ernährungsempfehlungen geben, die auf individuellen Bedürfnissen, medizinischer Vorgeschichte und spezifischen Zielen basieren.

Durch die Befolgung dieser allgemeinen Ernährungsrichtlinien und die enge Zusammenarbeit mit medizinischem Fachpersonal können Personen mit Autoimmunhepatitis fundierte Entscheidungen zur Unterstützung ihrer Lebergesundheit und ihres allgemeinen Wohlbefindens treffen. Auch wenn eine Ernährung allein AIH nicht heilen kann, kann sie doch erheblich zur Bewältigung und Aufrechterhaltung eines gesünderen Lebensstils beitragen.

KAPITEL 2

Rezepte für eine Autoimmunhepatitis-Diät

Frühstücksrezepte

Rezept 1: Nährstoffreiche Smoothie Bowl

Vorbereitungszeit: 5 Minuten

Serviert: 1

Zutaten:

- 1 gefrorene Banane
- 1 Tasse gefrorene gemischte Beeren
- 1 Tasse Spinatblätter
- 1/2 Tasse Mandelmilch (oder jede andere pflanzliche Milch)
- Belag: geschnittene frische Früchte, Chiasamen, Kokosraspeln, Müsli

Richtungen:

1. In einem Mixer die gefrorene Banane, die gefrorenen gemischten Beeren, die Spinatblätter und die Mandelmilch vermischen.

2. Zu einer glatten und cremigen Masse mixen und bei Bedarf noch mehr Mandelmilch hinzufügen, um die gewünschte Konsistenz zu erreichen.

3. Den Smoothie in eine Schüssel geben.

4. Mit geschnittenen frischen Früchten, Chiasamen, Kokosraspeln und Müsli belegen.

5. Sofort servieren und genießen!

Nährwert pro Portion:

Kalorien: 320

Protein: 6g

Fett: 8g

Kohlenhydrate: 60g

Ballaststoffe: 10 g

Rezept 2: Glutenfreie Haferflocken mit frischen Früchten und Nüssen

Vorbereitungszeit: 10 Minuten

Serviert: 1

Zutaten:

- 1/2 Tasse glutenfreie Haferflocken
- 1 Tasse Mandelmilch (oder jede andere Pflanzenmilch)
- 1/2 Teelöffel Zimt
- 1 Esslöffel Honig (oder Ahornsirup für eine vegane Variante)
- Frisches Obst (z. B. Beeren, Bananenscheiben)
- Gehackte Nüsse (z. B. Mandeln, Walnüsse)
- Optional: eine Prise Chiasamen

Richtungen:

1. In einem Topf glutenfreie Haferflocken, Mandelmilch und Zimt vermischen.
2. Bei mittlerer Hitze unter gelegentlichem Rühren kochen, bis die Haferflocken weich sind und die Mischung eindickt (ca. 5 Minuten).
3. Vom Herd nehmen und den Honig einrühren.
4. Die Haferflocken in eine Schüssel geben.
5. Mit frischen Früchten, gehackten Nüssen und nach Wunsch mit einer Prise Chiasamen bestreuen.
6. Warm servieren und genießen!

Nährwert pro Portion:

Kalorien: 380

Protein: 9g

Fett: 12g

Kohlenhydrate: 61g

Faser: 9g

Rezept 3: Gemüseomelett mit Spinat und Paprika

Vorbereitungszeit: 10 Minuten

Kochzeit: 10 Minuten

Serviert: 1

Zutaten:

- 2 große Eier
- 1/4 Tasse gehackter Spinat
- 1/4 Tasse gewürfelte Paprika (jede Farbe)
- 2 Esslöffel gewürfelte Zwiebeln
- Salz und Pfeffer nach Geschmack
- 1 Teelöffel Olivenöl

Richtungen:

1. In einer Schüssel die Eier verquirlen, bis sie gut verquirlt sind.
2. Gehackten Spinat, gewürfelte Paprika, gewürfelte Zwiebeln, Salz und Pfeffer unterrühren.
3. Olivenöl in einer beschichteten Pfanne bei mittlerer Hitze erhitzen.
4. Gießen Sie die Eiermischung in die Pfanne und kochen Sie, bis die Ränder fest werden.
5. Heben Sie die Ränder des Omeletts vorsichtig mit einem Spatel an und kippen Sie die Pfanne, damit die ungekochten Eier an die Ränder fließen können.
6. Weiter kochen, bis das Omelett fest, aber in der Mitte noch leicht flüssig ist.
7. Das Omelett in zwei Hälften falten und eine weitere Minute kochen lassen.
8. Das Omelett auf einen Teller gleiten lassen und heiß servieren.

Nährwert pro Portion:

Kalorien: 180

Protein: 12g

Fett: 12g

Kohlenhydrate: 7g

Ballaststoffe: 2g

Rezept 4: Entzündungshemmendes Kurkuma-Rührei

Vorbereitungszeit: 5 Minuten

Kochzeit: 5 Minuten

Serviert: 1

Zutaten:

- 2 große Eier
- 1/4 Teelöffel gemahlener Kurkuma
- 1/4 Teelöffel gemahlener Kreuzkümmel
- Salz und Pfeffer nach Geschmack
- 1 Teelöffel Olivenöl
- Frischer Koriander zum Garnieren (optional)

Richtungen:

1. In einer Schüssel die Eier verquirlen, bis sie gut verquirlt sind.

2. Gemahlene Kurkuma, gemahlenen Kreuzkümmel, Salz und Pfeffer unterrühren.
3. Olivenöl in einer beschichteten Pfanne bei mittlerer Hitze erhitzen.
4. Gießen Sie die Eiermischung in die Pfanne und kochen Sie sie unter häufigem Rühren, bis die Eier verrührt und die gewünschte Konsistenz erreicht haben (ca. 3–4 Minuten).
5. Die Rühreier auf einen Teller geben.
6. Nach Belieben mit frischem Koriander garnieren.
7. Heiß servieren.

Nährwert pro Portion:

Kalorien: 180

Protein: 13g

Fett: 12g

Kohlenhydrate: 1g

Faser: 0g

Rezept 5: Quinoa-Frühstücksbowl mit Beeren und Mandeln

Vorbereitungszeit: 10 Minuten

Kochzeit: 15 Minuten

Serviert: 1

Zutaten:

- 1/2 Tasse gekochte Quinoa
- 1/4 Tasse gemischte frische Beeren (z. B. Erdbeeren, Blaubeeren, Himbeeren)
- 1 Esslöffel gehobelte Mandeln
- 1 Esslöffel Honig (oder Ahornsirup für eine vegane Variante)
- Optional: eine Prise Zimt

Richtungen:

1. In einer Schüssel die gekochte Quinoa, gemischte frische Beeren, Mandelblättchen und Honig vermischen.
2. Zum Kombinieren gut umrühren.

3. Nach Belieben mit Zimt bestreuen.

4. Bei Zimmertemperatur oder gekühlt servieren.

Nährwert pro Portion:

Kalorien: 280

Protein: 9g

Fett: 7g

Kohlenhydrate: 47g

Faser: 8g

Rezept 6: Mit Gemüse gefüllte Frühstücks-Frittata

Vorbereitungszeit: 10 Minuten

Kochzeit: 20 Minuten

Für 4 Personen

Zutaten:

- 6 große Eier

- 1/4 Tasse Mandelmilch (oder jede andere Pflanzenmilch)
- 1 Tasse gehacktes gemischtes Gemüse (z. B. Paprika, Zwiebeln, Pilze)
- 1 Tasse Babyspinatblätter
- Salz und Pfeffer nach Geschmack
- 1 Esslöffel Olivenöl

Richtungen:

1. Heizen Sie den Ofen auf 350 °F (175 °C) vor.
2. In einer Schüssel die Eier verquirlen, bis sie gut verquirlt sind.
3. Mandelmilch, gehacktes gemischtes Gemüse, Babyspinatblätter, Salz und Pfeffer unterrühren.
4. Olivenöl in einer ofenfesten Pfanne bei mittlerer Hitze erhitzen.
5. Gießen Sie die Eiermischung in die Pfanne und kochen Sie sie 3–4 Minuten lang, bis die Ränder fest werden.
6. Schieben Sie die Pfanne in den vorgeheizten Ofen und backen Sie sie 15 bis 20 Minuten lang oder bis die Frittata fest ist und oben leicht gebräunt ist.

7. Aus dem Ofen nehmen und etwas abkühlen lassen.

8. Die Frittata in Spalten schneiden und servieren.

Nährwert pro Portion:

Kalorien: 140

Protein: 10g

Fett: 9g

Kohlenhydrate: 5g

Ballaststoffe: 1g

Rezept 1: Salat mit gegrilltem Hähnchen und Avocado

Vorbereitungszeit: 15 Minuten

Kochzeit: 10 Minuten

Portionen: 2

Zutaten:

- 2 Hähnchenbrüste ohne Knochen und Haut
- 4 Tassen gemischter Salat
- 1 reife Avocado, in Scheiben geschnitten
- 1 Tasse Kirschtomaten, halbiert
- 1/4 Tasse geschnittene rote Zwiebeln
- Saft von 1 Zitrone
- 2 Esslöffel Olivenöl
- Salz und Pfeffer nach Geschmack

Richtungen:

1. Den Grill auf mittlere bis hohe Hitze vorheizen.
2. Die Hähnchenbrüste mit Salz und Pfeffer würzen.
3. Das Hähnchen auf jeder Seite 4–5 Minuten grillen oder bis es gar ist. Nehmen Sie es vom Grill und

lassen Sie es einige Minuten ruhen, bevor Sie es in Scheiben schneiden.

4. In einer großen Schüssel den gemischten Salat, die geschnittenen Avocados, die Kirschtomaten und die geschnittenen roten Zwiebeln vermischen.

5. In einer kleinen Schüssel Zitronensaft, Olivenöl, Salz und Pfeffer verrühren, um das Dressing herzustellen.

6. Das Dressing über den Salat träufeln und vorsichtig umrühren.

7. Den Salat auf Teller verteilen und mit den gegrillten Hähnchenscheiben belegen.

8. Sofort servieren.

Nährwert pro Portion:

Kalorien: 320

Protein: 28g

Fett: 18g

Kohlenhydrate: 14g

Faser: 8g

Rezept 2: Geröstetes Gemüse-Wrap mit Hummus

Vorbereitungszeit: 15 Minuten

Kochzeit: 25 Minuten

Portionen: 2

Zutaten:

- 1 Tasse gemischtes Gemüse (z. B. Paprika, Zucchini, Aubergine), in Scheiben geschnitten
- 1 Esslöffel Olivenöl
- Salz und Pfeffer nach Geschmack
- 2 Vollkorn-Wraps oder Tortillas
- 1/4 Tasse Hummus
- 1/4 Tasse Babyspinatblätter
- 1/4 Tasse geschnittene Gurken
- 1/4 Tasse geschnittene Tomaten
- Optional: zerbröselter Feta-Käse oder Ziegenkäse

Richtungen:

1. Heizen Sie den Ofen auf 400 °F (200 °C) vor.
2. Das gemischte Gemüse mit Olivenöl, Salz und Pfeffer vermengen.

3. Das Gemüse auf einem Backblech verteilen und im vorgeheizten Ofen 20–25 Minuten rösten, bis es weich und leicht verkohlt ist.

4. Erwärmen Sie die Wraps oder Tortillas gemäß der Packungsanleitung.

5. Auf jedes Wrap einen Esslöffel Hummus verteilen.

6. Das geröstete Gemüse, die jungen Spinatblätter, die Gurkenscheiben und die Tomatenscheiben auf dem Hummus verteilen.

7. Optional: Für zusätzlichen Geschmack mit zerkrümeltem Feta- oder Ziegenkäse bestreuen.

8. Die Wraps fest aufrollen und halbieren.

9. Sofort servieren oder für später fest in Folie einwickeln.

Nährwert pro Portion:

Kalorien: 280

Protein: 9g

Fett: 12g

Kohlenhydrate: 36g

Faser: 6g

Vorbereitungszeit: 15 Minuten

Kochzeit: 30 Minuten

Portionen: 2

Zutaten:

- 2 mittelgroße Süßkartoffeln, geschält und gewürfelt
- 1 Esslöffel Olivenöl
- 1 Teelöffel gemahlener Kreuzkümmel
- 1/2 Teelöffel Chilipulver
- Salz und Pfeffer nach Geschmack
- 1 Tasse gekochte schwarze Bohnen
- 1 Tasse gekochte Quinoa
- 1/4 Tasse gehackter frischer Koriander
- Saft von 1 Limette
- Optionale Beläge: Avocadoscheiben, Tomatenwürfel, griechischer Joghurt (zum Servieren)

Richtungen:

1. Den Ofen auf 220 °C (425 °F) vorheizen.

2. Die gewürfelten Süßkartoffeln mit Olivenöl, gemahlenem Kreuzkümmel, Chilipulver, Salz und Pfeffer vermengen.

3. Die Süßkartoffeln auf einem Backblech verteilen und im vorgeheizten Ofen 25–30 Minuten rösten, bis sie weich und goldbraun sind.

4. In einer großen Schüssel die gerösteten Süßkartoffeln, gekochten schwarzen Bohnen, gekochten Quinoa, gehackten frischen Koriander und Limettensaft vermischen.

5. Vorsichtig umrühren und vermengen.

6. Teilen Sie die Mischung auf Schüsseln auf.

7. Optional: Mit geschnittener Avocado, gewürfelten Tomaten und einem Klecks griechischem Joghurt belegen.

8. Warm servieren.

Nährwert pro Portion:

Kalorien: 380

Protein: 12g

Fett: 8g

Kohlenhydrate: 67g

Faser: 12g

Rezept 1: Gebackener Kabeljau mit Zitrone und Dill

Vorbereitungszeit: 10 Minuten

Kochzeit: 15 Minuten

Portionen: 2

Zutaten:

- 2 Kabeljaufilets
- 1 Zitrone, in Scheiben geschnitten
- 2 Esslöffel frischer Dill, gehackt
- 2 Esslöffel Olivenöl
- Salz und Pfeffer nach Geschmack

Richtungen:

1. Heizen Sie den Ofen auf 400 °F (200 °C) vor.
2. Die Kabeljaufilets in eine Auflaufform legen.
3. Das Olivenöl über die Filets träufeln und mit Salz und Pfeffer würzen.
4. Die Zitronenscheiben auf den Filets anrichten und mit frischem Dill bestreuen.

5. Im vorgeheizten Ofen 12–15 Minuten backen oder
   bis der Kabeljau undurchsichtig ist und sich mit einer
   Gabel leicht zerbröseln lässt.

6. Aus dem Ofen nehmen und heiß servieren.

Nährwert pro Portion:

Kalorien: 220

Protein: 30g

Fett: 10g

Kohlenhydrate: 2g

Faser: 0g

Rezept 2: Mit Quinoa gefüllte Paprika

Vorbereitungszeit: 15 Minuten

Kochzeit: 35 Minuten

Für 4 Personen

Zutaten:

- 4 Paprika (jede Farbe), Oberteile entfernt und Kerne entfernt
- 1 Tasse gekochte Quinoa
- 1/2 Tasse gewürfelte Tomaten
- 1/2 Tasse schwarze Bohnen, abgespült und abgetropft
- 1/2 Tasse Maiskörner
- 1/4 Tasse gehackte frische Petersilie
- 1/4 Tasse geriebener Käse (z. B. Cheddar, Mozzarella)
- 1 Teelöffel Olivenöl
- Salz und Pfeffer nach Geschmack

Richtungen:

1. Heizen Sie den Ofen auf 375 °F (190 °C) vor.
2. Legen Sie die Paprika mit der Schnittseite nach oben in eine Auflaufform.
3. In einer Schüssel gekochtes Quinoa, gewürfelte Tomaten, schwarze Bohnen, Maiskörner, gehackte frische Petersilie, geriebenen Käse, Olivenöl, Salz und Pfeffer vermischen.

4. Die Quinoa-Mischung in die Paprika geben und diese gleichmäßig füllen.

5. Decken Sie die Auflaufform mit Folie ab und backen Sie sie 25 Minuten lang im vorgeheizten Ofen.

6. Entfernen Sie die Folie und backen Sie weitere 10 Minuten oder bis die Paprika weich sind und die Füllung durchgewärmt ist.

7. Aus dem Ofen nehmen und vor dem Servieren etwas abkühlen lassen.

Nährwert pro Portion:

Kalorien: 220

Protein: 9g

Fett: 6g

Kohlenhydrate: 37g

Faser: 7g

Rezept 3: Gebratener Tofu mit gemischtem Gemüse

Vorbereitungszeit: 15 Minuten

Kochzeit: 10 Minuten

Portionen: 2

Zutaten:

- 8 Unzen fester Tofu, abgetropft und gewürfelt
- 1 Esslöffel Sojasauce (oder Tamari für eine glutenfreie Variante)
- 1 Esslöffel Hoisinsauce
- 1 Esslöffel Sesamöl
- 1 Esslöffel Olivenöl
- 2 Knoblauchzehen, gehackt
- 1 Tasse gemischtes Gemüse (z. B. Brokkoli, Paprika, Karotten), in Scheiben geschnitten
- Salz und Pfeffer nach Geschmack
- Optionale Beläge: geschnittene Frühlingszwiebeln, Sesam

Richtungen:

1. In einer Schüssel Sojasauce, Hoisinsauce und Sesamöl vermischen.
2. Den gewürfelten Tofu in die Schüssel geben und vorsichtig umrühren. 10 Minuten marinieren lassen.

3. Olivenöl in einer großen Pfanne oder einem Wok bei mittlerer bis hoher Hitze erhitzen.

4. Den gehackten Knoblauch hinzufügen und 1 Minute lang anbraten, bis er duftet.

5. Fügen Sie das gemischte Gemüse hinzu und braten Sie es 3-4 Minuten lang oder bis es zart-knusprig ist.

6. Schieben Sie das Gemüse auf eine Seite der Pfanne und fügen Sie den marinierten Tofu hinzu.

7. Kochen Sie den Tofu 3-4 Minuten lang und wenden Sie ihn dabei gelegentlich um, bis er gebräunt und durchgewärmt ist.

8. Mit Salz und Pfeffer abschmecken.

9. Optional: Mit geschnittenen Frühlingszwiebeln und Sesamsamen zum Garnieren belegen.

10. Heiß servieren.

Nährwert pro Portion:

Kalorien: 250

Protein: 15g

Fett: 17g

Kohlenhydrate: 12g

Ballaststoffe: 3g

Vorspeisen und Snacks

Rezept 1: Gebackene Süßkartoffel-Pommes mit Guacamole

Vorbereitungszeit: 15 Minuten

Kochzeit: 25 Minuten

Portionen: 2

Zutaten:

- 2 mittelgroße Süßkartoffeln, in Pommes geschnitten
- 1 Esslöffel Olivenöl
- 1 Teelöffel Paprika
- 1/2 Teelöffel Knoblauchpulver
- Salz und Pfeffer nach Geschmack
- 1 reife Avocado
- Saft von 1 Limette
- 1 Esslöffel gehackter frischer Koriander
- Optionale Beläge: geschnittene Jalapeños, gewürfelte Tomaten

Richtungen:

1. Den Ofen auf 220 °C (425 °F) vorheizen.

2. In einer Schüssel die Süßkartoffel-Pommes mit Olivenöl, Paprika, Knoblauchpulver, Salz und Pfeffer vermischen, bis sie gleichmäßig bedeckt sind.

3. Die Süßkartoffel-Pommes in einer Schicht auf einem Backblech verteilen.

4. Im vorgeheizten Ofen 20–25 Minuten backen oder bis die Pommes knusprig und goldbraun sind, dabei nach der Hälfte der Zeit wenden.

5. Während die Pommes frites backen, bereiten Sie die Guacamole zu, indem Sie die Avocado mit Limettensaft und gehacktem frischem Koriander zerdrücken.

6. Die Guacamole mit Salz und Pfeffer abschmecken.

7. Sobald die Süßkartoffel-Pommes fertig sind, nehmen Sie sie aus dem Ofen und lassen Sie sie etwas abkühlen.

8. Servieren Sie die gebackenen Süßkartoffel-Pommes mit der Guacamole als Beilage.

9. Optional: Belegen Sie die Guacamole mit geschnittenen Jalapeños und gewürfelten Tomaten für zusätzlichen Geschmack.

Nährwert pro Portion:

Kalorien: 320

Protein: 5g

Fett: 18g

Kohlenhydrate: 38g

Faser: 9g

Rezept 2: Gurken-Karotten-Sticks mit Hummus

Vorbereitungszeit: 10 Minuten

Portionen: 2

Zutaten:

- 1 Gurke, in Stifte geschnitten
- 2 Karotten, in Stifte geschnitten
- 1/2 Tasse Hummus

Richtungen:

1. Gurke und Karotten waschen und in Stifte schneiden.

2. Die Gurken- und Karottenstifte auf einer Servierplatte anrichten.

3. Servieren Sie die Sticks mit einer Schüssel Hummus zum Dippen.

Nährwert pro Portion:

Kalorien: 120

Protein: 5g

Fett: 6g

Kohlenhydrate: 15g

Faser: 7g

Rezept 3: Sushi-Rollen mit Quinoa und Gemüse

Vorbereitungszeit: 30 Minuten

Kochzeit: 20 Minuten

Für 4 Personen

Zutaten:

- 4 Nori-Algenblätter

- 2 Tassen gekochte Quinoa, abgekühlt
- 1 Tasse gemischtes Gemüse (z. B. Gurken, Karotten, Paprika), julieniert
- 2 Esslöffel Reisessig
- 1 Esslöffel Sojasauce (oder Tamari für eine glutenfreie Variante)
- 1 Esslöffel Sesamöl
- Optional: eingelegter Ingwer, Wasabi, Sojasauce (zum Servieren)

Richtungen:

1. Legen Sie ein Blatt Nori-Algen auf eine Sushi-Matte oder ein sauberes Küchentuch.
2. Verteilen Sie ein Viertel der gekochten Quinoa gleichmäßig auf dem Nori und lassen Sie oben einen 2,5 cm breiten Rand frei.
3. Ein Viertel des Julienning-Gemüses auf dem Quinoa anrichten.
4. Reisessig, Sojasauce und Sesamöl über das Gemüse träufeln.

5. Rollen Sie das Nori-Blatt von unten beginnend fest auf und nutzen Sie dabei die Sushi-Matte oder das Handtuch als Hilfsmittel.

6. Befeuchten Sie den oberen Rand des Nori-Blatts mit Wasser, um die Rolle zu versiegeln.

7. Wiederholen Sie den Vorgang mit den restlichen Zutaten, um drei weitere Brötchen zu backen.

8. Schneiden Sie jede Rolle mit einem scharfen Messer in mundgerechte Stücke.

9. Servieren Sie die Sushi-Rollen mit eingelegtem Ingwer, Wasabi und Sojasauce als Beilage.

Nährwert pro Portion:

Kalorien: 200

Protein: 6g

Fett: 6g

Kohlenhydrate: 32g

Ballaststoffe: 5g

Rezept 4: Quinoa-Salat mit geröstetem Gemüse

Vorbereitungszeit: 15 Minuten

Kochzeit: 25 Minuten

Für 4 Personen

Zutaten:

- 1 Tasse gekochte Quinoa, abgekühlt
- 2 Tassen gemischtes Gemüse (z. B. Paprika, Zucchini, Aubergine), gewürfelt
- 2 Esslöffel Olivenöl
- 1 Teelöffel getrocknete Kräuter (z. B. Thymian, Oregano)
- Salz und Pfeffer nach Geschmack
- Saft von 1 Zitrone
- 2 Esslöffel gehackte frische Petersilie
- Optionale Beläge: zerbröckelter Feta-Käse, geröstete Nüsse oder Samen

Richtungen:

1. Heizen Sie den Ofen auf 400 °F (200 °C) vor.
2. Das gewürfelte Gemüse mit Olivenöl, getrockneten Kräutern, Salz und Pfeffer vermengen.

3. Das Gemüse in einer Schicht auf einem Backblech verteilen.

4. Im vorgeheizten Ofen 20–25 Minuten rösten, bis das Gemüse zart und leicht verkohlt ist.

5. In einer großen Schüssel die gekochte Quinoa, das geröstete Gemüse, den Zitronensaft und die gehackte frische Petersilie vermischen.

6. Vorsichtig umrühren und vermengen.

7. Optional: Für zusätzlichen Geschmack mit zerbröckeltem Feta-Käse oder gerösteten Nüssen/Samen bestreuen.

8. Den Quinoa-Salat zimmerwarm oder gekühlt servieren.

Nährwert pro Portion:

Kalorien: 220

Protein: 6g

Fett: 9g

Kohlenhydrate: 30g

Faser: 6g

Rezept 5: Gebackene Süßkartoffelchips mit Guacamole

Vorbereitungszeit: 10 Minuten

Kochzeit: 20 Minuten

Portionen: 2

Zutaten:

- 2 mittelgroße Süßkartoffeln, in dünne Scheiben geschnitten
- 1 Esslöffel Olivenöl
- Salz und Pfeffer nach Geschmack
- 1 reife Avocado

- Saft von 1 Limette

- 1 Esslöffel gehackter frischer Koriander

- Optionale Beläge: geschnittene Jalapeños, gewürfelte Tomaten

Richtungen:

1. Heizen Sie den Ofen auf 400 °F (200 °C) vor.

2. Die Süßkartoffelscheiben mit Olivenöl, Salz und Pfeffer vermengen, bis sie gleichmäßig bedeckt sind.

3. Ordnen Sie die Süßkartoffelscheiben in einer Schicht auf einem Backblech an.

4. Im vorgeheizten Ofen 15–20 Minuten backen oder bis die Chips knusprig und leicht gebräunt sind, dabei nach der Hälfte der Zeit wenden.

5. Während die Chips backen, bereiten Sie die Guacamole zu, indem Sie die Avocado mit Limettensaft und gehacktem frischem Koriander zerdrücken.

6. Die Guacamole mit Salz und Pfeffer abschmecken.

7. Sobald die Süßkartoffelchips fertig sind, nehmen Sie sie aus dem Ofen und lassen Sie sie etwas abkühlen.

8. Servieren Sie die gebackenen Süßkartoffelchips mit der Guacamole als Beilage.

9. Optional: Belegen Sie die Guacamole mit geschnittenen Jalapeños und gewürfelten Tomaten für zusätzlichen Geschmack.

Nährwert pro Portion:

Kalorien: 280

Protein: 4g

Fett: 16g

Kohlenhydrate: 32g

Faser: 7g

Rezept 6: Hummus mit frischem Gemüse

Vorbereitungszeit: 10 Minuten

Portionen: 2

Zutaten:

1 Tasse Kichererbsen aus der Dose, abgespült und abgetropft

2 Esslöffel Tahini

2 Esslöffel Olivenöl

Saft von 1 Zitrone

1 Knoblauchzehe, gehackt

Salz und Pfeffer nach Geschmack

Verschiedene frische Gemüsesorten (z. B. Paprika, Gurken, Karotten), in Stifte geschnitten

Richtungen:

In einer Küchenmaschine Kichererbsen, Tahini, Olivenöl, Zitronensaft, gehackten Knoblauch, Salz und Pfeffer vermischen.

Zu einer glatten und cremigen Masse mixen und bei Bedarf etwas Wasser hinzufügen, um die gewünschte Konsistenz zu erreichen.

Den Hummus in eine Servierschüssel geben.

Servieren Sie den Hummus mit verschiedenen frischen Gemüsesorten zum Dippen.

Nährwert pro Portion:

Kalorien: 250

Protein: 8g

Fett: 16g

Kohlenhydrate: 22g

Faser: 6g

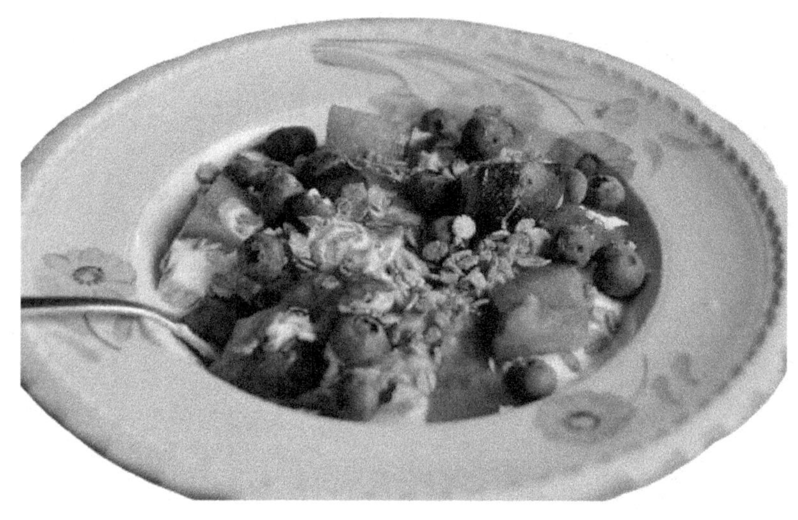

GETREIDE & BLUBEEREN

Rezept 1: Gegrillter Lachs mit Quinoa und gedünstetem Gemüse

Vorbereitungszeit: 15 Minuten

Kochzeit: 15 Minuten

Portionen: 2

Zutaten:

- 2 Lachsfilets
- 1 Esslöffel Olivenöl
- Saft von 1 Zitrone
- Salz und Pfeffer nach Geschmack
- 1 Tasse gekochte Quinoa
- 2 Tassen gemischtes gedünstetes Gemüse (z. B. Brokkoli, Karotten, Blumenkohl)

Richtungen:

1. Den Grill auf mittlere Hitze vorheizen.
2. Die Lachsfilets mit Olivenöl und Zitronensaft bestreichen.
3. Mit Salz und Pfeffer abschmecken.

4. Legen Sie die Lachsfilets auf den Grill und grillen Sie sie etwa 6–8 Minuten pro Seite, oder bis der Fisch leicht zerfällt, mit einer Gabel.

5. Während der Lachs grillt, bereiten Sie das Quinoa gemäß der Packungsanleitung zu.

6. Das gemischte Gemüse dünsten, bis es zart, aber noch knusprig ist.

7. Servieren Sie den gegrillten Lachs auf einem Bett aus gekochtem Quinoa mit gedünstetem Gemüse als Beilage.

Nährwert pro Portion:

Kalorien: 400

Protein: 30g

Fett: 20g

Kohlenhydrate: 25g

Ballaststoffe: 5g

Rezept 2: Gebackene Hähnchenbrust mit geröstetem Rosenkohl

Vorbereitungszeit: 15 Minuten

Kochzeit: 25 Minuten

Portionen: 2

Zutaten:

- 2 Hähnchenbrusthälften
- 1 Esslöffel Olivenöl
- 1 Teelöffel getrocknete Kräuter (z. B. Rosmarin, Thymian)
- Salz und Pfeffer nach Geschmack
- 2 Tassen Rosenkohl, geputzt und halbiert
- 1 Esslöffel Balsamico-Essig
- Optional: Zitronenschnitze zum Servieren

Richtungen:

1. Heizen Sie den Ofen auf 400 °F (200 °C) vor.
2. Die Hähnchenbrusthälften auf ein Backblech legen.
3. Die Hähnchenbrüste mit Olivenöl beträufeln und mit getrockneten Kräutern, Salz und Pfeffer bestreuen.

4. In einer separaten Schüssel den Rosenkohl mit Olivenöl, Balsamico-Essig, Salz und Pfeffer vermischen.

5. Den Rosenkohl auf dem Backblech rund um die Hähnchenbrüste verteilen.

6. Im vorgeheizten Ofen 20–25 Minuten backen oder bis das Hähnchen gar ist und der Rosenkohl zart und karamellisiert ist.

7. Aus dem Ofen nehmen und vor dem Servieren einige Minuten ruhen lassen.

8. Servieren Sie die gebackene Hähnchenbrust mit geröstetem Rosenkohl und optional Zitronenschnitzen.

Nährwert pro Portion:

Kalorien: 350

Protein: 40g

Fett: 12g

Kohlenhydrate: 20g

Faser: 8g

Vorbereitungszeit: 15 Minuten

Kochzeit: 40 Minuten

Für 4 Personen

Zutaten:

- 1 Tasse braune Linsen, abgespült und abgetropft
- 1 Esslöffel Olivenöl
- 1 Zwiebel, gehackt
- 2 Karotten, gewürfelt
- 2 Selleriestangen, gewürfelt
- 3 Knoblauchzehen, gehackt
- 1 Teelöffel gemahlener Kreuzkümmel
- 1 Teelöffel Paprika
- 4 Tassen Gemüsebrühe
- 1 Lorbeerblatt
- Salz und Pfeffer nach Geschmack
- 2 Tassen gekochter brauner Reis
- Optionale Beläge: gehackte frische Petersilie, Zitronenschnitze

Richtungen:

1. In einem großen Topf Olivenöl bei mittlerer Hitze erhitzen.

2. Zwiebeln, Karotten und Sellerie dazugeben und 5 Minuten anbraten, bis das Gemüse weich wird.

3. Den gehackten Knoblauch, den Kreuzkümmel und das Paprikapulver hinzufügen und eine weitere Minute anbraten, bis es duftet.

4. Die abgespülten Linsen, die Gemüsebrühe und das Lorbeerblatt in den Topf geben.

5. Mit Salz und Pfeffer abschmecken.

6. Den Eintopf zum Kochen bringen, dann die Hitze reduzieren und 30–35 Minuten köcheln lassen, bis die Linsen weich sind.

7. Entfernen Sie das Lorbeerblatt und passen Sie die Gewürze bei Bedarf an.

8. Servieren Sie den Linseneintopf über gekochtem Naturreis.

9. Optional: Mit gehackter frischer Petersilie garnieren und mit Zitronenschnitzen als Beilage servieren.

Nährwert pro Portion:

Kalorien: 300

Protein: 15g

Fett: 5g

Kohlenhydrate: 55g

Ballaststoffe: 10 g

Rezept 1: Gerösteter Rosenkohl mit Balsamico-Glasur

Vorbereitungszeit: 10 Minuten

Kochzeit: 25 Minuten

Für 4 Personen

Zutaten:

- 1 Pfund Rosenkohl, geputzt und halbiert
- 2 Esslöffel Olivenöl
- Salz und Pfeffer nach Geschmack
- 2 Esslöffel Balsamico-Glasur

Richtungen:

1. Heizen Sie den Ofen auf 400 °F (200 °C) vor.
2. In einer Schüssel den Rosenkohl mit Olivenöl, Salz und Pfeffer vermischen, bis er gleichmäßig bedeckt ist.
3. Den Rosenkohl in einer Schicht auf einem Backblech verteilen.
4. Im vorgeheizten Ofen 20–25 Minuten rösten, bis der Rosenkohl zart und karamellisiert ist.

Autoimmun-Hepatitis-Diät-Kochbuch

5. Aus dem Ofen nehmen und mit Balsamico-Glasur beträufeln.

6. Zum Überziehen vorsichtig umrühren.

7. Als Beilage den gerösteten Rosenkohl servieren.

Nährwert pro Portion:

Kalorien: 100

Protein: 4g

Fett: 6g

Kohlenhydrate: 10g

Faser: 4g

Rezept 2: Blumenkohlpüree mit Kräutern

Vorbereitungszeit: 10 Minuten

Kochzeit: 15 Minuten

Für 4 Personen

Zutaten:

- 1 großer Blumenkohlkopf, in Röschen geschnitten

- 2 Esslöffel Butter oder Olivenöl
- 2 Knoblauchzehen, gehackt
- 1/4 Tasse Milch (oder milchfreie Alternative)
- 1 Esslöffel gehackte frische Kräuter (z. B. Petersilie, Thymian)
- Salz und Pfeffer nach Geschmack

Richtungen:

1. Die Blumenkohlröschen dämpfen, bis sie weich sind.
2. In einem Topf die Butter schmelzen oder das Olivenöl bei mittlerer Hitze erhitzen.
3. Den gehackten Knoblauch hinzufügen und 1-2 Minuten anbraten, bis er duftet.
4. Geben Sie den gedünsteten Blumenkohl in den Topf und zerstampfen Sie ihn mit einem Kartoffelstampfer oder pürieren Sie ihn in einer Küchenmaschine, bis eine glatte Masse entsteht.
5. Milch und gehackte frische Kräuter unterrühren.
6. Mit Salz und Pfeffer abschmecken.
7. Weitere 2-3 Minuten kochen, bis es durchgeheizt ist.
8. Servieren Sie das Blumenkohlpüree als gesunde Alternative zu herkömmlichem Kartoffelpüree.

Nährwert pro Portion:

Kalorien: 70

Protein: 3g

Fett: 4g

Kohlenhydrate: 8g

Ballaststoffe: 3g

Rezept 3: Sautierter Spinat mit Knoblauch und Zitrone

Vorbereitungszeit: 5 Minuten

Kochzeit: 5 Minuten

Für 4 Personen

Zutaten:

- 1 Esslöffel Olivenöl
- 2 Knoblauchzehen, gehackt
- 8 Tassen frische Spinatblätter

- Saft von 1 Zitrone
- Salz und Pfeffer nach Geschmack

Richtungen:

1. In einer großen Pfanne das Olivenöl bei mittlerer Hitze erhitzen.
2. Fügen Sie den gehackten Knoblauch hinzu und braten Sie ihn 1 Minute lang an, bis er duftet.
3. Die Spinatblätter in die Pfanne geben und vorsichtig schwenken, bis sie zusammenfallen.
4. Den Zitronensaft über den Spinat träufeln.
5. Mit Salz und Pfeffer abschmecken.
6. Weitere 1-2 Minuten kochen, bis es durchgeheizt ist.
7. Servieren Sie den sautierten Spinat als nahrhafte Beilage.

Nährwert pro Portion:

Kalorien: 40

Protein: 2g

Fett: 3g

Kohlenhydrate: 3g

Ballaststoffe: 2g

Rezept 4: Gerösteter Knoblauch-Blumenkohl-Stampf

Vorbereitungszeit: 10 Minuten

Kochzeit: 40 Minuten

Für 4 Personen

Zutaten:

- 1 großer Blumenkohlkopf, in Röschen geschnitten
- 2 Esslöffel Olivenöl
- 4 Knoblauchzehen, geschält
- Salz und Pfeffer nach Geschmack
- 1/4 Tasse Gemüsebrühe (oder mehr nach Bedarf)

Richtungen:

1. Heizen Sie den Ofen auf 400 °F (200 °C) vor.
2. Die Blumenkohlröschen und die geschälten Knoblauchzehen auf ein Backblech legen.
3. Mit Olivenöl beträufeln und mit Salz und Pfeffer abschmecken.

4. Im vorgeheizten Ofen 30–35 Minuten rösten, bis der Blumenkohl zart und goldbraun ist.

5. Geben Sie den gerösteten Blumenkohl und den Knoblauch in eine Küchenmaschine.

6. Alles glatt rühren und nach Bedarf Gemüsebrühe hinzufügen, um die gewünschte Konsistenz zu erreichen.

7. Bei Bedarf mit zusätzlichem Salz und Pfeffer würzen.

8. Servieren Sie den gerösteten Knoblauch-Blumenkohl-Stampf als geschmackvolle und gesunde Beilage.

Nährwert pro Portion:

Kalorien: 80

Protein: 3g

Fett: 5g

Kohlenhydrate: 8g

Faser: 4g

Rezept 5: Gedämpfter Brokkoli mit Zitrone und Mandeln

Vorbereitungszeit: 10 Minuten

Kochzeit: 5 Minuten

Für 4 Personen

Zutaten:

- 4 Tassen Brokkoliröschen
- 1 Esslöffel Olivenöl
- Saft von 1 Zitrone
- Schale von 1 Zitrone
- Salz und Pfeffer nach Geschmack
- 2 Esslöffel gehobelte Mandeln, geröstet

Richtungen:

1. Die Brokkoliröschen dämpfen, bis sie knusprig und zart sind.
2. In einer kleinen Schüssel Olivenöl, Zitronensaft, Zitronenschale, Salz und Pfeffer verrühren.

3. Das Zitronendressing über den gedünsteten Brokkoli träufeln.

4. Zum Überziehen vorsichtig umrühren.

5. Mit gerösteten Mandelblättchen bestreuen.

6. Servieren Sie den gedämpften Brokkoli als nahrhafte und lebendige Beilage.

Nährwert pro Portion:

Kalorien: 60

Protein: 3g

Fett: 4g

Kohlenhydrate: 6g

Ballaststoffe: 3g

Rezept 6: Quinoa-Pilaw mit gemischtem Gemüse

Vorbereitungszeit: 10 Minuten

Kochzeit: 20 Minuten

Für 4 Personen

Zutaten:

- 1 Tasse Quinoa, abgespült

- 2 Tassen Gemüsebrühe

- 1 Esslöffel Olivenöl

- 1 Zwiebel, gehackt

- 2 Knoblauchzehen, gehackt

- 1 Karotte, gewürfelt

- 1 Zucchini, gewürfelt

- 1 rote Paprika, gewürfelt

- Salz und Pfeffer nach Geschmack

- 2 Esslöffel gehackte frische Kräuter (z. B. Petersilie, Basilikum)

Richtungen:

1. In einem Topf Quinoa und Gemüsebrühe vermischen.

2. Zum Kochen bringen, dann die Hitze reduzieren, abdecken und 15–20 Minuten köcheln lassen, bis die Quinoa weich ist und die Brühe aufgesogen ist.

3. In einer separaten Pfanne das Olivenöl bei mittlerer Hitze erhitzen.

4. Die gehackte Zwiebel und den gehackten Knoblauch dazugeben und 2-3 Minuten anbraten, bis sie weich sind.

5. Die gewürfelte Karotte, die Zucchini und die rote Paprika in die Pfanne geben.

6. Weitere 5 Minuten anbraten, bis das Gemüse zart-knusprig ist.

7. Mit Salz und Pfeffer abschmecken.

8. Den gekochten Quinoa mit einer Gabel auflockern und mit dem sautierten Gemüse in die Pfanne geben.

9. Die gehackten frischen Kräuter dazugeben und gut vermischen.

10. Weitere 2-3 Minuten kochen, bis es durchgeheizt ist.

11. Servieren Sie den Quinoa-Pilaw mit gemischtem Gemüse als gesunde und geschmackvolle Beilage.

Nährwert pro Portion:

Kalorien: 180

Protein: 5g

Fett: 5g

Kohlenhydrate: 30g

Ballaststoffe: 5g

Rezept 1: Heilende Kurkuma-Ingwer-Suppe

Vorbereitungszeit: 10 Minuten

Kochzeit: 30 Minuten

Für 4 Personen

Zutaten:

- 1 Esslöffel Olivenöl
- 1 Zwiebel, gehackt
- 2 Knoblauchzehen, gehackt
- 1-Zoll-Stück frischer Ingwer, gerieben
- 1 Teelöffel gemahlener Kurkuma
- 4 Tassen Gemüsebrühe
- 2 Karotten, gewürfelt
- 2 Stangen Sellerie, gewürfelt
- 1 Tasse Blumenkohlröschen
- 1 Tasse gewürfelte Tomaten (aus der Dose oder frisch)
- Salz und Pfeffer nach Geschmack
- Optionale Toppings: frischer Koriander, Limettenschnitze

Richtungen:

1. Olivenöl in einem großen Topf bei mittlerer Hitze erhitzen.

2. Die gehackte Zwiebel, den gehackten Knoblauch und den geriebenen Ingwer hinzufügen. 2-3 Minuten anbraten, bis es duftet.

3. Die gemahlene Kurkuma unterrühren und eine weitere Minute kochen lassen.

4. Geben Sie die Gemüsebrühe, die gewürfelten Karotten, den Sellerie, die Blumenkohlröschen und die gewürfelten Tomaten in den Topf.

5. Mit Salz und Pfeffer abschmecken.

6. Die Suppe zum Kochen bringen, dann die Hitze reduzieren und 20–25 Minuten köcheln lassen, bis das Gemüse weich ist.

7. Vom Herd nehmen und die Suppe etwas abkühlen lassen.

8. Pürieren Sie die Suppe mit einem Stabmixer oder Standmixer, bis eine glatte Masse entsteht.

9. Erhitzen Sie die Suppe bei Bedarf noch einmal.

10. Servieren Sie die heilende Kurkuma-Ingwer-Suppe heiß und nach Wunsch mit frischem Koriander und Limettenspalten garniert.

Nährwert pro Portion:

Kalorien: 120

Protein: 3g

Fett: 4g

Kohlenhydrate: 20g

Ballaststoffe: 5g

Rezept 2: Linsen-Gemüse-Eintopf

Vorbereitungszeit: 10 Minuten

Kochzeit: 35 Minuten

Für 4 Personen

Zutaten:

- 1 Esslöffel Olivenöl
- 1 Zwiebel, gehackt

- 2 Knoblauchzehen, gehackt
- 2 Karotten, gewürfelt
- 2 Selleriestangen, gewürfelt
- 1 Tasse gewürfelte Tomaten (aus der Dose oder frisch)
- 1 Tasse grüne oder braune Linsen, abgespült
- 4 Tassen Gemüsebrühe
- 1 Teelöffel getrockneter Thymian
- Salz und Pfeffer nach Geschmack
- Optionaler Belag: gehackte frische Petersilie

Richtungen:

1. Olivenöl in einem großen Topf bei mittlerer Hitze erhitzen.

2. Fügen Sie die gehackte Zwiebel, den gehackten Knoblauch, die gewürfelten Karotten und den gewürfelten Sellerie hinzu. 5 Minuten anbraten, bis das Gemüse weich wird.

3. Die gewürfelten Tomaten einrühren und weitere 2 Minuten kochen lassen.

4. Die abgespülten Linsen, die Gemüsebrühe, den getrockneten Thymian, Salz und Pfeffer in den Topf geben.

5. Den Eintopf zum Kochen bringen, dann die Hitze reduzieren und 30 Minuten köcheln lassen, bis die Linsen weich sind.

6. Passen Sie die Gewürze bei Bedarf an.

7. Den Linsen-Gemüse-Eintopf heiß servieren, nach Wunsch mit gehackter frischer Petersilie garniert.

Nährwert pro Portion:

Kalorien: 250

Protein: 13g

Fett: 4g

Kohlenhydrate: 45g

Faser: 12g

Rezept 3: Hühner- und Gemüseknochenbrühesuppe

Vorbereitungszeit: 10 Minuten

Kochzeit: 2 Stunden

Für 4 Personen

Zutaten:

- 1 ganzes Huhn, wenn möglich aus Bio- und Freilandhaltung
- 8 Tassen Wasser
- 2 Karotten, gehackt
- 2 Selleriestangen, gehackt
- 1 Zwiebel, gehackt
- 3 Knoblauchzehen, gehackt
- 1-Zoll-Stück frischer Ingwer, gerieben
- 1 Lorbeerblatt
- Salz und Pfeffer nach Geschmack
- Optionale Beläge: gehackte frische Petersilie, Zitronenschnitze

Richtungen:

1. Geben Sie das ganze Huhn, Wasser, gehackte Karotten, gehackten Sellerie, gehackte Zwiebeln, gehackten Knoblauch, geriebenen Ingwer, Lorbeerblatt, Salz und Pfeffer in einen großen Topf.

2. Bringen Sie den Topf bei starker Hitze zum Kochen.

3. Reduzieren Sie die Hitze auf eine niedrige Stufe, decken Sie es ab und lassen Sie es 1,5 bis 2 Stunden köcheln, bis das Hähnchen gar und zart ist.

4. Das Hähnchen aus dem Topf nehmen und zum Abkühlen beiseite stellen.

5. Die Brühe in einen separaten Topf oder eine große Schüssel abseihen und das Gemüse und das Lorbeerblatt wegwerfen.

6. Sobald das Hähnchen abgekühlt ist, das Fleisch von den Knochen lösen und es in mundgerechte Stücke schneiden oder zerteilen.

7. Geben Sie die abgesiebte Brühe zurück in den Topf und fügen Sie das zerkleinerte Hähnchen hinzu.

8. Die Suppe bei mittlerer Hitze köcheln lassen und weitere 10 Minuten kochen lassen.

9. Passen Sie die Gewürze bei Bedarf an.

10. Servieren Sie die Suppe mit Hühner- und Gemüseknochenbrühe heiß und garnieren Sie sie nach Wunsch mit gehackter frischer Petersilie und Zitronenspalten.

Nährwert pro Portion:

Autoimmun-Hepatitis-Diät-Kochbuch

Kalorien: 200

Protein: 20g

Fett: 8g

Kohlenhydrate: 8g

Ballaststoffe: 2g

Rezept 1: Grünkohlsalat mit Zitrusvinaigrette

Vorbereitungszeit: 15 Minuten

Für 4 Personen

Zutaten:

- 8 Tassen Grünkohl, Stiele entfernt und Blätter gehackt
- 1 Tasse Kirschtomaten, halbiert
- 1/4 Tasse Mandelscheiben, geröstet
- 1/4 Tasse getrocknete Preiselbeeren
- 1/4 Tasse geriebener Parmesankäse (optional)

Für die Zitrusvinaigrette:

- Saft von 1 Orange
- Saft von 1 Zitrone
- 2 Esslöffel natives Olivenöl extra
- 1 Teelöffel Dijon-Senf
- Salz und Pfeffer nach Geschmack

Richtungen:

1. In einer großen Salatschüssel den gehackten Grünkohl, die Kirschtomaten, die Mandelblättchen, die getrockneten Preiselbeeren und den geriebenen Parmesankäse (falls verwendet) vermischen.

2. In einer separaten kleinen Schüssel Orangensaft, Zitronensaft, Olivenöl, Dijon-Senf, Salz und Pfeffer verrühren, um die Zitrusvinaigrette zuzubereiten.

3. Die Zitrusvinaigrette über den Grünkohlsalat träufeln.

4. Vorsichtig umrühren, um den Salat mit dem Dressing zu überziehen.

5. Lassen Sie den Salat 10–15 Minuten lang marinieren, damit sich die Aromen vermischen.

6. Servieren Sie den Grünkohlsalat mit Zitrusvinaigrette als erfrischende und nahrhafte Beilage.

Nährwert pro Portion:

Kalorien: 150

Protein: 6g

Fett: 9g

Kohlenhydrate: 16g

Faser: 4g

Rezept 2: Mediterraner Quinoa-Salat

Vorbereitungszeit: 15 Minuten

Kochzeit: 15 Minuten

Für 4 Personen

Zutaten:

- 1 Tasse Quinoa
- 2 Tassen Wasser
- 1 Tasse Gurke, gewürfelt
- 1 Tasse Kirschtomaten, halbiert
- 1/2 Tasse Kalamata-Oliven, entkernt und halbiert
- 1/2 Tasse zerbröselter Feta-Käse
- 1/4 Tasse rote Zwiebel, fein gehackt

- 1/4 Tasse gehackte frische Petersilie
- 2 Esslöffel natives Olivenöl extra
- Saft von 1 Zitrone
- Salz und Pfeffer nach Geschmack

Richtungen:

1. Spülen Sie den Quinoa unter kaltem Wasser in einem feinmaschigen Sieb ab.

2. Bringen Sie das Wasser in einem mittelgroßen Topf zum Kochen.

3. Die abgespülte Quinoa in das kochende Wasser geben, die Hitze reduzieren, abdecken und 15 Minuten köcheln lassen, bis das Wasser aufgesogen und die Quinoa weich ist.

4. Den gekochten Quinoa vom Herd nehmen und abkühlen lassen.

5. In einer großen Salatschüssel den abgekühlten Quinoa, die Gurkenwürfel, die Kirschtomaten, die Kalamata-Oliven, den zerbröckelten Feta-Käse, die roten Zwiebeln und die gehackte frische Petersilie vermischen.

6. In einer separaten kleinen Schüssel Olivenöl, Zitronensaft, Salz und Pfeffer verrühren, um das Dressing herzustellen.
7. Das Dressing über den Quinoa-Salat träufeln.
8. Vorsichtig umrühren, um den Salat mit dem Dressing zu überziehen.
9. Servieren Sie den mediterranen Quinoa-Salat als lebendige und aromatische Beilage oder leichte Mahlzeit.

Nährwert pro Portion:

Kalorien: 300

Protein: 10g

Fett: 14g

Kohlenhydrate: 36g

Ballaststoffe: 5g

Rezept 3: Avocado-Tomaten-Salat mit Balsamico-Dressing

Vorbereitungszeit: 10 Minuten

Für 4 Personen

Zutaten:

- 2 Avocados, gewürfelt
- 2 Tassen Kirschtomaten, halbiert
- 1/4 Tasse rote Zwiebel, fein gehackt
- 2 Esslöffel gehacktes frisches Basilikum
- 2 Esslöffel natives Olivenöl extra
- 1 Esslöffel Balsamico-Essig
- Salz und Pfeffer nach Geschmack

Richtungen:

1. In einer großen Salatschüssel die gewürfelten Avocados, Kirschtomaten, roten Zwiebeln und gehackten frischen Basilikum vermischen.

2. In einer separaten kleinen Schüssel Olivenöl, Balsamico-Essig, Salz und Pfeffer verrühren, um das Dressing herzustellen.

3. Das Dressing über den Avocado-Tomaten-Salat träufeln.

4. Vorsichtig schwenken, um den Salat mit dem Dressing zu überziehen.

5. Servieren Sie den Avocado-Tomaten-Salat mit Balsamico-Dressing als erfrischende und sättigende Beilage.

Nährwert pro Portion:

Kalorien: 200

Protein: 3g

Fett: 17g

Kohlenhydrate: 12g

Faser: 7g

Rezept 1: Blaubeermuffins mit Kokosmehl

Vorbereitungszeit: 10 Minuten

Kochzeit: 25 Minuten

Ergibt: 12 Muffins

Zutaten:

- 1/2 Tasse Kokosmehl
- 1/2 Teelöffel Backpulver
- 1/4 Teelöffel Salz
- 4 Eier
- 1/4 Tasse Kokosöl, geschmolzen
- 1/4 Tasse Honig oder Ahornsirup
- 1 Teelöffel Vanilleextrakt
- 1 Tasse Blaubeeren (frisch oder gefroren)

Richtungen:

1. Den Ofen auf 175 °C (350 °F) vorheizen und eine Muffinform mit Papierförmchen auslegen.
2. In einer Schüssel Kokosmehl, Backpulver und Salz verrühren.

3. In einer separaten Schüssel Eier, Kokosöl, Honig oder Ahornsirup und Vanilleextrakt gut verrühren.

4. Die trockenen Zutaten zu den feuchten Zutaten geben und glatt rühren.

5. Die Blaubeeren vorsichtig unterheben.

6. Den Teig gleichmäßig auf die vorbereiteten Muffinförmchen verteilen.

7. 20–25 Minuten backen, oder bis ein Zahnstocher, der in die Mitte eines Muffins gesteckt wird, sauber herauskommt.

8. Lassen Sie die Muffins einige Minuten in der Form abkühlen und geben Sie sie dann zum vollständigen Abkühlen auf einen Rost.

9. Genießen Sie diese köstlichen Blaubeermuffins aus Kokosmehl als gesunden und sättigenden Leckerbissen.

Nährwert pro Portion (1 Muffin):

Kalorien: 110

Protein: 3g

Fett: 7g

Kohlenhydrate: 9g

Ballaststoffe: 3g

Rezept 2: Bananenbrot mit Mandelmehl

Vorbereitungszeit: 15 Minuten

Kochzeit: 45 Minuten

Ergibt: 1 Laib

Zutaten:

- 2 Tassen Mandelmehl
- 1 Teelöffel Backpulver
- 1/2 Teelöffel Backpulver
- 1/4 Teelöffel Salz
- 1 Teelöffel gemahlener Zimt
- 3 reife Bananen, zerdrückt
- 3 Eier
- 1/4 Tasse Honig oder Ahornsirup
- 1/4 Tasse Kokosöl, geschmolzen
- 1 Teelöffel Vanilleextrakt

Richtungen:

1. Heizen Sie den Backofen auf 350 °F (175 °C) vor und fetten Sie eine Kastenform ein.

2. In einer großen Schüssel Mandelmehl, Backpulver, Natron, Salz und Zimt verquirlen.

3. In einer separaten Schüssel die zerdrückten Bananen, Eier, Honig oder Ahornsirup, geschmolzenes Kokosöl und Vanilleextrakt gut vermischen.

4. Die feuchten Zutaten zu den trockenen Zutaten geben und verrühren, bis alles gut vermischt ist.

5. Den Teig in die gefettete Kastenform füllen.

6. 40–45 Minuten backen, oder bis ein Zahnstocher, der in die Mitte des Brotes gesteckt wird, sauber herauskommt.

7. Lassen Sie das Bananenbrot 10 Minuten lang in der Pfanne abkühlen und geben Sie es dann zum vollständigen Abkühlen auf einen Rost.

8. Schneiden Sie das Bananenbrot aus Mandelmehl in Scheiben und servieren Sie es als köstlichen und nahrhaften Leckerbissen.

Nährwert pro Portion (1 Scheibe):

Kalorien: 200

Protein: 6g

Fett: 15g

Kohlenhydrate: 13g

Ballaststoffe: 3g

Rezept 3: Dunkles Schokoladen-Avocado-Mousse

Vorbereitungszeit: 10 Minuten

Abkühlzeit: 2 Stunden

Für 4 Personen

Zutaten:

- 2 reife Avocados
- 1/4 Tasse ungesüßtes Kakaopulver
- 1/4 Tasse Ahornsirup oder Honig
- 1/4 Tasse Mandelmilch (oder andere milchfreie Milch)
- 1 Teelöffel Vanilleextrakt

Autoimmun-Hepatitis-Diät-Kochbuch

- Optionale Toppings: dunkle Schokoladenraspeln, frische Beeren, gehackte Nüsse

Richtungen:

1. Die Avocados halbieren, den Kern entfernen und das Fruchtfleisch in einen Mixer oder eine Küchenmaschine geben.

2. Geben Sie Kakaopulver, Ahornsirup oder Honig, Mandelmilch und Vanilleextrakt in den Mixer.

3. Pürieren Sie alles, bis es glatt und cremig ist, und kratzen Sie die Seiten nach Bedarf ab.

4. Abschmecken und bei Bedarf die Süße anpassen.

5. Übertragen Sie die Mousse auf Schüsseln oder Auflaufförmchen.

6. Abdecken und mindestens 2 Stunden im Kühlschrank lagern, damit die Mousse fest wird.

7. Vor dem Servieren nach Belieben mit dunklen Schokoladenraspeln, frischen Beeren oder gehackten Nüssen garnieren.

8. Genießen Sie dieses reichhaltige und köstliche Mousse aus dunkler Schokolade und Avocado als Dessert ohne schlechtes Gewissen.

Nährwert pro Portion:

Kalorien: 180

Protein: 3g

Fett: 14g

Kohlenhydrate: 15g

Faser: 7g

Rezept 4: Beeren-Chia-Pudding

Vorbereitungszeit: 10 Minuten

Abkühlzeit: 2–4 Stunden

Portionen: 2

Zutaten:

- 1 Tasse ungesüßte Mandelmilch (oder eine andere milchfreie Milch)

- 1/4 Tasse Chiasamen

- 1 Esslöffel Ahornsirup oder Honig

- 1/2 Teelöffel Vanilleextrakt

- 1/2 Tasse gemischte Beeren (wie Erdbeeren, Blaubeeren, Himbeeren)

Richtungen:

1. In einer Schüssel Mandelmilch, Chiasamen, Ahornsirup oder Honig und Vanilleextrakt verrühren.

2. Lassen Sie die Mischung 5 Minuten ruhen und verrühren Sie sie dann erneut, um etwaige Chiasamenklumpen aufzubrechen.

3. Decken Sie die Schüssel ab und stellen Sie sie 2–4 Stunden oder über Nacht in den Kühlschrank, bis der Chia-Pudding eingedickt ist.

4. Rühren Sie den Chia-Pudding vor dem Servieren gut um, um die Chiasamen gleichmäßig zu verteilen.

5. Den Chia-Pudding auf Serviergläser oder Schüsseln verteilen.

6. Mit gemischten Beeren belegen.

7. Servieren Sie den Beeren-Chia-Pudding als nahrhaftes und sättigendes Frühstück oder Snack.

Nährwert pro Portion:

Kalorien: 150

Protein: 5g

Fett: 9g

Kohlenhydrate: 15g

Faser: 9g

Rezept 5: Bratäpfel mit Zimt und Walnüssen

Vorbereitungszeit: 10 Minuten

Kochzeit: 30 Minuten

Für 4 Personen

Zutaten:

- 4 Äpfel (z. B. Granny Smith oder Honeycrisp)

- 1/4 Tasse gehackte Walnüsse

- 2 Esslöffel Ahornsirup oder Honig

- 1 Teelöffel gemahlener Zimt

- Optionale Toppings: griechischer Joghurt, etwas Honig

Richtungen:

1. Heizen Sie den Ofen auf 190 °C (375 °F) vor und legen Sie eine Auflaufform mit Backpapier aus.

2. Die Äpfel mit einem Apfelausstecher oder einem kleinen Messer entkernen, dabei den Boden intakt lassen.

3. In einer kleinen Schüssel die gehackten Walnüsse, den Ahornsirup oder Honig und den gemahlenen Zimt vermischen.

4. Jeden entkernten Apfel mit der Walnussmischung füllen und leicht andrücken.

5. Die gefüllten Äpfel in die vorbereitete Auflaufform geben.

6. 25–30 Minuten backen oder bis die Äpfel weich und die Füllung leicht gebräunt sind.

7. Nehmen Sie die Bratäpfel aus dem Ofen und lassen Sie sie einige Minuten abkühlen.

8. Servieren Sie die Bratäpfel mit Zimt und Walnüssen als wohliges und nahrhaftes Dessert.

9. Optional: Mit einem Klecks griechischem Joghurt belegen und für zusätzliche Cremigkeit und Süße mit Honig beträufeln.

Nährwert pro Portion:

Kalorien: 180

Protein: 3g

Fett: 6g

Kohlenhydrate: 33g

Faser: 6g

Rezept 1: Grüner Detox-Smoothie

Vorbereitungszeit: 5 Minuten

Serviert: 1

Zutaten:

- 1 Tasse Spinat
- 1/2 Gurke, geschält und gehackt
- 1/2 grüner Apfel, entkernt und gehackt
- 1/2 Banane
- 1/2 Zitrone, entsaftet
- 1/2 Tasse Kokoswasser oder Mandelmilch
- Optional: eine Handvoll Eiswürfel

Richtungen:

1. In einem Mixer Spinat, Gurke, grünen Apfel, Banane, Zitronensaft und Kokoswasser oder Mandelmilch vermischen.

2. Bei hoher Geschwindigkeit mixen, bis eine glatte und cremige Masse entsteht.

3. Falls gewünscht, eine Handvoll Eiswürfel hinzufügen und erneut mixen, bis es abgekühlt ist.

4. Gießen Sie den grünen Detox-Smoothie in ein Glas
   und genießen Sie ihn als erfrischenden und
   nahrhaften Start in den Tag.

Nährwert pro Portion:

Kalorien: 150

Protein: 3g

Fett: 1g

Kohlenhydrate: 35g

Faser: 7g

Rezept 2: Entzündungshemmende goldene Milch

Vorbereitungszeit: 5 Minuten

Kochzeit: 5 Minuten

Serviert: 1

Zutaten:

- 1 Tasse ungesüßte Mandelmilch oder Kokosmilch
- 1/2 Teelöffel gemahlene Kurkuma

- 1/4 Teelöffel gemahlener Zimt
- 1/4 Teelöffel gemahlener Ingwer
- 1/4 Teelöffel Honig oder Ahornsirup
- Prise schwarzer Pfeffer (optional)

Richtungen:

1. In einem kleinen Topf die Mandelmilch oder Kokosmilch bei mittlerer Hitze erhitzen, bis sie heiß ist, aber nicht kocht.
2. Gemahlene Kurkuma, gemahlenen Zimt, gemahlenen Ingwer, Honig oder Ahornsirup und schwarzen Pfeffer (falls verwendet) hinzufügen.
3. Die Mischung verquirlen, bis alles gut vermischt und durchgewärmt ist.
4. Vom Herd nehmen und die goldene Milch in einen Becher gießen.
5. Lassen Sie es etwas abkühlen, bevor Sie die warme und wohltuende entzündungshemmende goldene Milch genießen.

Nährwert pro Portion:

Kalorien: 80

Protein: 1g

Fett: 5g

Kohlenhydrate: 8g

Ballaststoffe: 1g

Rezept 3: Kräutertee-Aufgüsse

Vorbereitungszeit: 5 Minuten

Schrittzeit: Variiert

Serviert: 1

Zutaten:

- 1 Kräuterteebeutel (Optionen: Kamille, Pfefferminze, Hibiskus, Lavendel usw.)
- 1 Tasse kochendes Wasser
- Optional: Honig oder Zitrone nach Geschmack

Richtungen:

1. Geben Sie den Kräuterteebeutel in eine Tasse oder einen Becher.
2. Den Teebeutel mit kochendem Wasser übergießen.

3. Lassen Sie den Tee für die auf der Packungsanleitung empfohlene Zeit ziehen (variiert je nach Kräuterteesorte).

4. Nach dem Ziehen den Teebeutel entfernen und entsorgen.

5. Falls gewünscht, süßen Sie den Tee mit Honig oder fügen Sie für zusätzlichen Geschmack einen Spritzer Zitrone hinzu.

6. Genießen Sie den wohltuenden und aromatischen Kräutertee-Aufguss als beruhigendes und entspannendes Getränk.

Nährwert pro Portion:

Kalorien: 0

Protein: 0g

Fett: 0g

Kohlenhydrate: 0g

Faser: 0g

Vorbereitungszeit: 10 Minuten

Abkühlzeit: 1 Stunde

Für 4 Personen

Zutaten:

- 4 Tassen Wasser
- 1/4 Tasse frisch gepresster Zitronensaft
- 2 Esslöffel geriebener Ingwer
- 2 Esslöffel Honig oder Ahornsirup
- Optional: Zitronenscheiben und Minzblätter zum Garnieren

Richtungen:

1. In einem Topf das Wasser zum Kochen bringen.
2. Den geriebenen Ingwer dazugeben und 5 Minuten köcheln lassen.
3. Vom Herd nehmen und etwas abkühlen lassen.
4. Das mit Ingwer angereicherte Wasser in einen Krug abseihen.

5. Den frisch gepressten Zitronensaft und Honig oder Ahornsirup in den Krug geben.

6. Zum Kombinieren gut umrühren.

7. Abdecken und mindestens 1 Stunde in den Kühlschrank stellen, damit sich die Aromen vermischen können.

8. Servieren Sie die Ingwerlimonade auf Eis und garnieren Sie sie nach Wunsch mit Zitronenscheiben und Minzblättern.

9. Genießen Sie diese erfrischende und würzige Ingwerlimonade als feuchtigkeitsspendendes und revitalisierendes Getränk.

Nährwert pro Portion:

Kalorien: 35

Protein: 0g

Fett: 0g

Kohlenhydrate: 9g

Faser: 0g

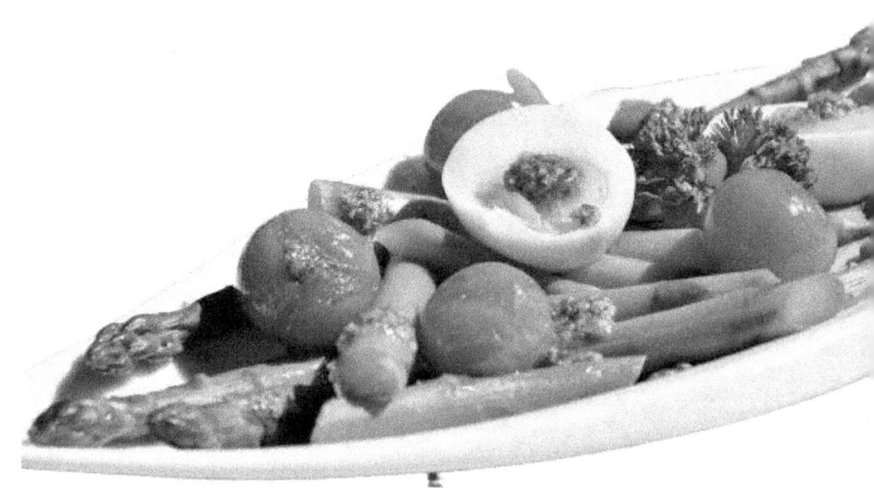

GRÜNER SPARGEL

KAPITEL 3

7-Tage-Speiseplan für Autoimmunhepatitis-Diätrezepte

Tag 1:

Frühstück:

- Quinoa-Frühstücksschüssel: Gekochter Quinoa, garniert mit frischen Beeren, gehobelten Mandeln und einem Schuss Honig.
- Kräutertee: Genießen Sie eine Tasse Kräutertee wie Kamille oder Ingwer für zusätzliche Antioxidantien.

Mittagessen:

- Gegrillter Hähnchensalat: Gegrillte Hähnchenbrust auf einem Bett aus gemischtem Gemüse, Kirschtomaten, Gurkenscheiben und einem leichten Vinaigrette-Dressing.
- Gedämpfter Brokkoli: Wird als Beilage serviert, um zusätzliche Ballaststoffe und Nährstoffe hinzuzufügen.

Snack:

- Karottenstifte mit Hummus: Genießen Sie rohe Karottenstifte mit einer Beilage hausgemachtem Hummus für einen gesunden und sättigenden Snack.Abendessen:

- Gebackener Lachs: Im Ofen gebackenes Lachsfilet, gewürzt mit Kräutern und Zitronensaft.

- Geröstete Süßkartoffeln: Geröstete Süßkartoffelspalten, gewürzt mit Olivenöl, Knoblauch und Paprika.

- Sautierter Spinat: Frischer Spinat, sautiert mit Knoblauch und Olivenöl.

Tag 2:

Frühstück:

- Haferflocken mit Beeren: Gekochte Haferflocken, garniert mit gemischten Beeren, gehackten Walnüssen und einer Prise Zimt.

- Grüner Tee: Trinken Sie eine Tasse grünen Tee für zusätzliche Antioxidantien.

Mittagessen:

- Truthahn-Salat-Wraps: Mageres Putenhackfleisch, gekocht mit Zwiebeln, Knoblauch und Gewürzen, serviert in Salatbechern mit geriebenen Karotten und Gurken.

- Kohlsalat: Frisch geraspelter Kohl, gemischt mit geriebenen Karotten, angerichtet mit einer leichten Vinaigrette.

Snack:

- Apfelscheiben mit Mandelbutter: Genießen Sie knackige Apfelscheiben mit einem Schuss Mandelbutter für einen sättigenden Snack.

Abendessen:

- Gegrillte Hähnchenbrust: Gegrillte Hähnchenbrust, mit Kräutern gewürzt und mit einer Beilage gedünstetem Spargel serviert.
- Quinoa-Pilaw: Quinoa gekocht mit sautierten Zwiebeln, Paprika und gewürfelten Tomaten.

Tag 3:

Frühstück:

- Veggie-Omelett: Ein fluffiges Omelett aus Eiweiß, gefüllt mit sautiertem Spinat, Pilzen und gewürfelten Tomaten.

- Kräutertee: Genießen Sie eine Tasse Kräutertee, zum Beispiel Pfefferminze oder Zitronenverbene, für einen erfrischenden Start in den Tag.

Mittagessen:

- Linsensuppe: Herzhafte Linsensuppe aus Gemüse, Kräutern und Gewürzen.

- Gemischter grüner Salat: Ein Beilagensalat mit gemischtem Grün, Kirschtomaten, Gurkenscheiben und einem leichten Dressing.

Snack:

- Griechischer Joghurt mit Beeren: Cremiger griechischer Joghurt mit frischen Beeren und einer Prise Müsli.

Abendessen:

- Gebackener Kabeljau: Im Ofen gebackenes Kabeljaufilet, gewürzt mit Zitronensaft, Kräutern und einem Schuss Olivenöl.

- Gedämpfte grüne Bohnen: Frische grüne Bohnen, zart gedünstet und leicht mit Salz und Pfeffer gewürzt.
- Brauner Reis: Als Beilage wird nahrhafter brauner Reis serviert.

Tag 4:

Frühstück:

- Smoothie Bowl: Ein erfrischender Smoothie aus gefrorenen Beeren, Mandelmilch, Spinat und garniert mit Bananenscheiben und Chiasamen.
- Grüner Tee: Trinken Sie eine Tasse grünen Tee für zusätzliche Antioxidantien.

Mittagessen:

- Quinoa-Salat: Gekochter Quinoa, gemischt mit Gurkenwürfeln, Kirschtomaten, Paprikawürfeln, frischen Kräutern und einer Zitronenvinaigrette.
- Gerösteter Rosenkohl: Mit Olivenöl, Knoblauch und einer Prise Meersalz gerösteter Rosenkohl.

Snack:

- Selleriestangen mit Mandelbutter: Genießen Sie knusprige Selleriestangen mit einem Aufstrich Mandelbutter für einen sättigenden Snack.

Abendessen:

- Gegrillte Garnelenspieße: In einer Knoblauch-Zitronen-Marinade marinierte Garnelenspieße, perfekt gegrillt.
- Blumenkohlreis: Geriebener Blumenkohl, sautiert mit Zwiebeln, Knoblauch und Kräutern als kohlenhydratarme Reisalternative.

- Gedämpfter Spargel: Zarte Spargelstangen, leicht gedämpft und mit Zitronensaft gewürzt.

Tag 5:

Frühstück:

- Chia-Samen-Pudding: Über Nacht in Mandelmilch eingeweichte Chia-Samen, garniert mit geschnittenen Bananen, gehackten Nüssen und einem Schuss Honig.
- Kräutertee: Genießen Sie eine Tasse Kräutertee wie Hibiskus- oder Lavendeltee für eine beruhigende Wirkung.

Mittagessen:

- Spinatsalat mit gegrilltem Hähnchen: Frische Spinatblätter garniert mit gegrilltem Hähnchen, Kirschtomaten, Mandelblättchen und einem leichten Vinaigrette-Dressing.
- Geröstete Rüben: Rüben werden zart geröstet und als Beilage serviert.

Snack:

- Reiskuchen mit Avocado: Knusprige Reiskuchen mit zerdrückter Avocado und einer Prise Meersalz.

Abendessen:

- Gebackene Putenfleischbällchen: Mager gemahlene Putenfleischbällchen, gebacken in Tomatensauce.
- Zucchini-Nudeln: Spiralisierte Zucchini, gekocht in einer Knoblauch-Olivenöl-Sauce.
- Gedämpfter Brokkoli: Wird als Beilage serviert, um zusätzliche Ballaststoffe und Nährstoffe hinzuzufügen.

Tag 6:

Frühstück:

- Parfait mit griechischem Joghurt: Schichten aus griechischem Joghurt, Müsli und gemischten Beeren für ein köstliches und proteinreiches Frühstück.
- Grüner Tee: Trinken Sie eine Tasse grünen Tee für zusätzliche Antioxidantien.

Mittagessen:

- Mit Quinoa gefüllte Paprika: Paprika, gefüllt mit einer Mischung aus gekochtem Quinoa, sautiertem Gemüse und magerem Putenhackfleisch.

- Gemischter grüner Salat: Ein Beilagensalat mit gemischtem Grün, Kirschtomaten, Gurkenscheiben und einem leichten Dressing.

Snack:

- Geschnittene Orangen: Genießen Sie saftige Orangenscheiben als erfrischenden Snack.

Abendessen:

- Gebackene Hähnchenbrust: Im Ofen gebackene Hähnchenbrust, gewürzt mit Kräutern und Zitronensaft.

- Blumenkohlpüree: Gedämpfter Blumenkohl, püriert mit Knoblauch, Olivenöl und einer Prise Kräutern.

- Gedämpfte grüne Bohnen: Frische grüne Bohnen, zart gedünstet und leicht mit Salz und Pfeffer gewürzt.

Tag 7:

Frühstück:

- Gemüse-Frittata: Eine würzige Frittata aus Eiweiß, beladen mit sautiertem Gemüse wie Paprika, Zwiebeln und Pilzen.
- Kräutertee: Genießen Sie eine Tasse Kräutertee wie Ingwer oder Kurkuma für zusätzliche Antioxidantien.

Mittagessen:

- Thunfischsalat-Salat-Wraps: Thunfisch aus der Dose, gemischt mit gewürfeltem Sellerie, Zwiebeln und einer leichten Vinaigrette, serviert in Salat-Wraps.
- Gurkensalat: Gurkenscheiben, angemacht mit Zitronensaft, Olivenöl und einer Prise frischem Dill.

Snack:

- Studentenfutter: Eine hausgemachte Mischung aus ungesalzenen Nüssen, Samen und Trockenfrüchten für einen nahrhaften und energiespendenden Snack.

Abendessen:

- Gebackener Lachs: Im Ofen gebackenes Lachsfilet, gewürzt mit Kräutern und einem Spritzer frischem Zitronensaft.

- Geröstetes Wurzelgemüse: Eine Mischung aus geröstetem Wurzelgemüse wie Karotten, Pastinaken und Süßkartoffeln.

- Sautierter Grünkohl: Frische Grünkohlblätter, sautiert mit Knoblauch und Olivenöl.

Denken Sie daran, die Portionsgrößen an Ihre Ernährungsbedürfnisse anzupassen und konsultieren Sie einen Arzt oder einen registrierten Ernährungsberater für individuelle Beratung und etwaige spezifische Ernährungseinschränkungen. Genießen Sie diese köstlichen und nahrhaften Mahlzeiten als Teil Ihrer Autoimmunhepatitis-Diät.

KAPITEL 4

A. Zusammenfassung der Bedeutung der Ernährung bei Autoimmunhepatitis

In diesem Kochbuch haben wir die entscheidende Rolle hervorgehoben, die die Ernährung bei der Behandlung von Autoimmunhepatitis spielt. Die Lebensmittel, die wir zu uns nehmen, haben die Macht, unsere allgemeine Gesundheit zu beeinflussen, und bei Menschen mit Autoimmunhepatitis kann eine bewusste Ernährungsauswahl erheblich zur Symptombewältigung und Lebergesundheit beitragen.

Indem Sie sich auf nährstoffreiche Lebensmittel konzentrieren, entzündungshemmende Inhaltsstoffe verwenden und die allgemeinen Ernährungsrichtlinien befolgen, können Sie das Immunsystem Ihres Körpers unterstützen, Entzündungen reduzieren und die Leberfunktion fördern. Denken Sie daran, in Ihren Mahlzeiten Vollwertkost, mageres Eiweiß, gesunde Fette und eine Vielzahl von Obst und Gemüse zu priorisieren. Darüber hinaus ist es wichtig, verarbeitete Lebensmittel, raffinierten Zucker und übermäßigen Salzkonsum einzuschränken, da diese Entzündungen verschlimmern und die Leber belasten können.

B. Ermutigung zum Entdecken und Genießen nahrhafter Rezepte

Wir hoffen, dass die Rezepte in diesem Kochbuch Sie zu einer kulinarischen Reise voller köstlicher und nahrhafter Mahlzeiten inspiriert haben. Gutes Essen muss nicht langweilig oder einschränkend sein. Stattdessen kann es eine Gelegenheit zur Erkundung, Kreativität und Freude sein. Wir ermutigen Sie, mit den bereitgestellten Rezepten zu experimentieren und sie an Ihre persönlichen Geschmacksvorlieben und Ernährungsbedürfnisse anzupassen.

Denken Sie daran, Ihre Mahlzeiten mit Dankbarkeit und Achtsamkeit anzugehen. Beanspruchen Sie Ihre Sinne, während Sie die Aromen, Texturen und Aromen jedes Gerichts genießen. Durch achtsames Essen können Sie die Nährstoffe, die Sie Ihrem Körper zuführen, voll und ganz genießen und Ihr kulinarisches Erlebnis insgesamt verbessern.

C. Abschließende Gedanken und Ressourcen für weitere Informationen

Während Sie Ihren Weg zur Behandlung von Autoimmunhepatitis durch Ernährung fortsetzen, ist es wichtig, kontinuierlich Unterstützung und Anleitung von medizinischem Fachpersonal einzuholen. Die Beratung durch einen registrierten Ernährungsberater oder Ernährungsberater, der auf Autoimmunerkrankungen spezialisiert ist, kann individuelle Empfehlungen geben und sicherstellen, dass Ihre Ernährungsgewohnheiten Ihren spezifischen Bedürfnissen entsprechen.

Darüber hinaus stehen zahlreiche Ressourcen zur Verfügung, die Ihr Verständnis der Autoimmunhepatitis und ihres Zusammenhangs mit der Ernährung weiter vertiefen können. Bücher, Websites und Selbsthilfegruppen, die sich der Lebergesundheit und Autoimmunerkrankungen widmen, können wertvolle Informationen und ein Gemeinschaftsgefühl vermitteln.

Denken Sie daran, dass Sie auf dieser Reise nicht allein sind. Wenden Sie sich an Ihr Gesundheitsteam, vernetzen Sie sich mit anderen, die ähnliche Erfahrungen teilen, und informieren Sie sich weiterhin über die neuesten Forschungsergebnisse und Entwicklungen im Bereich Autoimmunhepatitis.

Zusammenfassend möchte ich sagen, dass das Autoimmun-Hepatitis-Diät-Kochbuch Ihnen die Möglichkeit geben soll, die Kontrolle über Ihre Gesundheit und Ihr Wohlbefinden durch die Lebensmittel zu übernehmen, die Sie zur Ernährung Ihres Körpers auswählen. Durch eine ausgewogene und nahrhafte Ernährung können Sie Ihre Leber unterstützen, Entzündungen reduzieren und Ihre allgemeine Gesundheit optimieren.

Mögen diese Rezepte Ihnen Freude, Zufriedenheit und ein neues Gefühl der Vitalität bringen. Denken Sie daran, dass jede Mahlzeit eine Gelegenheit ist, Ihren Körper zu nähren und einen Lebensstil zu führen, der Ihr Wohlbefinden fördert. Auf Ihre Gesundheit und Ihr Glück!

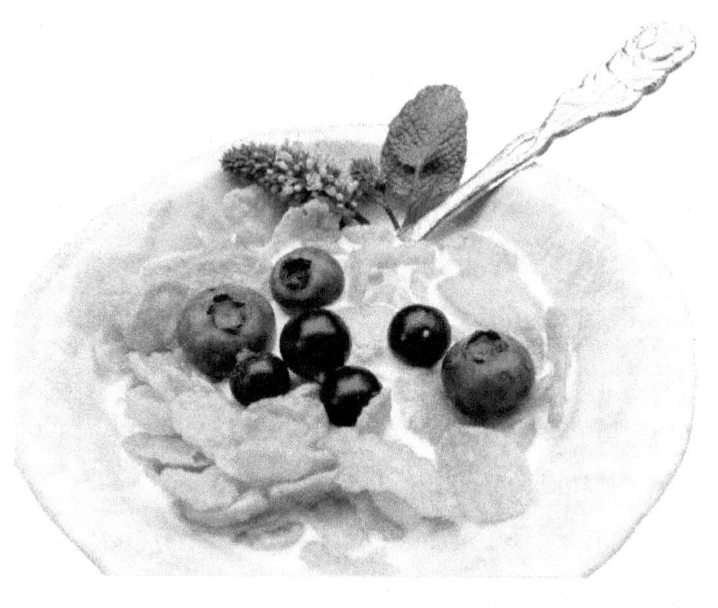

CORNFLAKES, MILCH & BEEREN

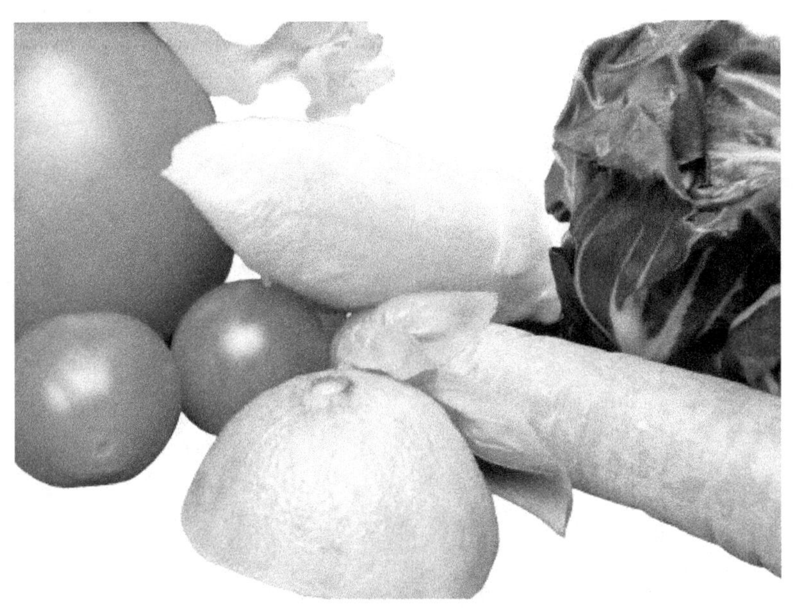

GEMÜSE UND ZITRONE